Chakras für Anfänger

Chakren öffnen, Energie ausschütten und heilende Kraft nutzen

1. Auflage 2018

Inhaltsverzeichnis

Vorwort

Hören wir das Wort Chakra, dann verbinden wir dies mit Yoga und Meditation. Doch was bedeutet Chakren eigentlich?

Es sind Energiezentren der Aura, ganz simpel ausgedrückt. Wenn man es wörtlich übersetzen möchte, dann bedeutet es so viel wie „Kreis“ oder „Rad“. Dieses kommt daher, dass diese Energie sich in kleinen, schnellen Kreisbewegungen dreht.

In Indien werden Chakren oft als Blütenkelche dargestellt und mit Lotosblüten verglichen, die sich drehen.

Die Kenntnis zu diesem faszinierenden Thema ist viele tausend Jahre alt und je nach Lebensweise und Land wurde es weitererzählt. Natürlich wurde es immer etwas unterschiedlich erzählt.

Gerade Indien und Tibet sind dafür sehr bekannt. Tibet gilt als das „Urland“ im Bereich der Chakren, doch das Wissen darum wurde hierbei nur mündlich und in der Ursprache weitergegeben. Ein Teil der Überlieferungen hatten sicher zur Folge, dass nicht alles weiter oder auch unvollständig weitergegeben wurde.

Auch Europa überlieferte dieses Wissen, doch leider ging es aufgrund der Christianisierung verloren. Seit vielen Jahrhunderten versuchen immer wieder Menschen, das Thema neu aufzugreifen und die alten Lehren wieder neu zu vermitteln. Namen wie Johann Wolfgang von Goethe (1749-1832), ein bekannter Dichter und Rudolf Steiner (1861 – 1925), Psychologe, Pädagoge, Naturwissenschaftler und Esoteriker, griffen die Lehren wieder auf und versuchten, es den Menschen schmackhaft zu machen und näher zu bringen.

Jeder Mensch besitzt sein eigenes Energiefeld und eine Komponente daraus sind eben die Chakren.

Der Ursprung des Wortes kommt aus dem Sanskrit und wird im Hinduismus und der Tantra Lehre, im Yoga, in der Traditionellen Chinesischen Medizin (TCM) und in einigen esoterischen Lehren gelehrt. Die Chakren sind die Verbindungen zwischen dem irdischen Körper und dem Astralkörper.

Wenn man sich einmal die alten indischen und tibetischen Texte ansieht, dann wird einem bewusst, wie viele Energiezentren es eigentlich gibt. Denn dort ist die Rede von 72.000 – 350.000 Energiezentren, je nach Überlieferung und Land.

Wenn wir einmal darüber nachdenken, dass es vor tausende von Jahren noch nicht die medizinische Versorgung gab, die wir heute haben, dann ist es sicher verständlich, dass die Menschen versucht haben, ein ganzheitliches Heilungskonzept zu entwickeln. Genau da beginnt die Lehre der Chakren, denn Körper und Geist werden hierbei als Ganzes und nicht getrennt voneinander behandelt. Denn keines kann ohne den anderen existieren. Das wussten die Menschen damals schon. Durch die Chakren wird das seelische Gleichgewicht wieder angestrebt, denn oftmals ist die Balance nicht mehr vorhanden.

1. Was ist ein Chakra?

Wie weiter oben beschrieben, sind Chakren Energiewirbel, die sich im menschlichen Körper als eine runde Form der Energie zentrieren. Diese Energie dreht sich im Körper eines Menschen. Jeder kleine Punkt macht dies auf seiner eigenen Frequenz und in der dazu passenden Geschwindigkeit.

Im Körper befindet sich ein Energiekanal, an dem entlang an verschiedenen Körperstellen die Chakren zu finden sind und grob ist die Linie einmal vom Schritt bis hoch zum Scheitel. Den Weg dabei nimmt es über die Wirbelsäule.

So ist gewährleistet, dass die verschiedenen Chakren untereinander verbunden sind. Doch kein Chakra ist gleich. Jedes hat seine eigene Farbe, sein Symbol und auch gewisse Eigenschaften.

Jedes Lebewesen hat eine sehr große Anzahl von unterschiedlicher Chakren, doch gibt es nur 7-12 Hauptchakren. Die Anzahl hängt ab je nach Land und Überlieferung. Der jeweilige Lagepunkt ist immer von der Überlieferung abhängig. In allen Überlieferungen gibt es ein Milz-Chakra, jedoch kein Swadhisthana-Chakra. Wenn wir jedoch von 7 Hauptchakren ausgehen, liegen diese in fast allen Überlieferungen an derselben Stelle.

2. Die Äußere Chakra-Aktivität

Betrachten wir den menschlichen Körper als Energie, dann sind die Chakren die Organe dieses Körpers. Über sie wird die Energie (Prana) aufgenommen, herausgezogen und wird in unseren Körper weitergeleitet.

Dabei arbeitet das Chakra System wie unsere Verdauung. Sie zieht sich auch aus der Nahrung die Bestandteile, die durch die Darmwand aufgenommen werden können.

Die Energie, die dabei aufgenommen wird, nennt sich in dem Fall Prana und ist angelehnt an das Yoga System. In anderen Kulturen hat es andere Namen wie Chi, Ki, Od, Orgon oder „freie Energie".

Jedes Chakra läuft auf einer bestimmten Energie-Frequenz und nimmt diese auf. Auch hier ist der Vergleich zur menschlichen Verdauung groß. Eiweiße werden vom Magen aufgenommen, die Kohlenhydrate vom Mund und Dünndarm und um spezielle Nahrungsbestandteile wie zum Beispiel das B-Vitamin aufzunehmen, sind bestimmte Darmabschnitte zuständig.

Betrachten wir die einzelnen Farben der Chakren, so bemerken wir, dass diese dem Regenbogen angelehnt sind. Jedes Chakra hat seine eigene Farbe, so genannte Spektralfarben. Die Erklärung liegt darin, dass es nie die gleichen Spektren gibt und somit auch nie die gleichen Farben. Ein Spektrum bedeutet ein sichtbares Licht. Dabei hat jedes Chakra nur eine Farbe, die kein anderes aufweist.

Hier eine kurze Übersicht der Farben / Frequenzen der 7 Hauptchakren:

Sanskrit-Name	**Lokalisierung**	**Wellenlänge / Frequenz**
Muladhara	Beckenboden	- 700 – 630 nm / 430 – 480 Thz
Swadhisthana	Sakralregion	- 630 – 590 nm / 480 – 510 Thz
Manipura	Nabelregion bzw. Oberbauch	- 590 – 560 nm / 510 – 540 Thz
Anahaltha	Herzregion	- 560 – 490 nm / 540 – 610 Thz
Vishuddha	Kehlkopfregion	- 490 – 450 nm / 610 – 670 Thz
Ajna	Mitte des Schädels oder Stirn	- 450 – 400 nm / 670 – 750 Thz
Sahasrara	Scheitel bzw. knapp oberhalb	- 700 – 400 nm / 430 – 750 Thz

3. Die innere Chakra-Aktivität

Das Innere des Chakras verändert die aufgenommene Energie so, dass die zugeteilten Aufgaben des Körper- und Geist-Systems bewältigt werden können. Genau so, wie unser Körper entscheidet, ob er Eiweiße in Enzyme, Hormone oder etwas anderes verwandeln möchte.

Beim Yoga spielen dabei die Yantras eine große Rolle. Dies sind grafische Symbole. Unser Geist legt sich hierbei fest, wie er die freigesetzte Energie verwenden möchte. Diese Energie setzt er mit Konzentrationsübungen frei. Auch den Yantras werden bestimmte Farben zugeordnet, die denen der Chakras gleichzusetzen sind. Somit gibt es dann bestimmte Form-Farb-Kombinationen.

Doch wer nun denkt, die Farben der Yantras haben auch etwas mit den Regenbogenfarben zu tun, der muss an dieser Stelle enttäuscht werden. Denn diese lehnen sich eher an den Elementen und den daraus entstandenen Vorkommen der Natur ab. Die Chakren vereinen je beide Farben, also die äußere Farbe aus dem Spektalbereich und auch die innere Farbe aus dem Bereich der Yantras.

Die Yantras der Chakras

Wenn wir von den 7 Hauptchakren sprechen, dann ist die Reihenfolge immer die Gleiche. Von unten nach oben.

Das **Muladhara** Chakra steht für die Selbstsicherung. Sprich, wir sind selbstsicher und auch stabil in unserem Leben.

Das **Svadhisthana** Chakra steht für die Selbstbelohnung, es steht dafür, dass wir uns wohl fühlen und uns positive Gefühle umgeben und durchströmen.

Das **Manipura** Chakra steht für Selbstdefinition, das heißt, dass wir uns auch als Mensch sehen und es auch spüren. Ebenso das wir in der Lage sind, uns durchzusetzen.

Das **Anahata** Chakra steht für Selbstakzeptanz. Liebe beginnt bei uns selbst. Nur wer sich selbst liebt, kann auch andere lieben.

Das **Vishuddha** Chakra steht für den Selbstausdruck. Wir können das, was wir sind, wie wir fühlen, was uns darstellt, selbst ausdrücken.

Das **Ajna** Chakra steht für Selbstreflexion. Das heißt, wie wir uns selbst wahrnehmen, unser Leben, unser Verhalten und dies auch reflektieren.

Das **Sahasrara** Chakra steht für Selbsterkenntnis oder Selbstverwirklichung. In diesem Chakra erkennen wir den wahren Sinn unseres Lebens und Seins

4. Die 7 Hauptchakren und ihre Aufgaben

Jedes der 7 Hauptchakren ist gekennzeichnet von einer Eigenschaft und einer Stufe der Entwicklung. Die Chakren zeigen uns an, auf welcher Entwicklungsstufe wir uns befinden.

Die 7 Chakren lassen sich nun in 3 Aufgabenbereiche unterteilen und so zusammenfassen.

4.1. Die 3 untersten Chakren

Die ersten bzw. untersten 3 Chakren sind gleichbedeutend mit den Grundbedürfnissen und dem Daseinskampf eines jeden Geschöpfes. Es gibt dabei keinen Unterschied ob Zwei- oder Vierbeiner.

Das Muladhara oder Wurzelchakra ist das unterste Chakra und repräsentiert die grundsätzlichen Vitalfunktionen, es umfasst dabei alles von der Ernährung bis hin zu den Exkrementen. Zu finden ist dieses Chakra am Beckenboden und sichert die Grundbedürfnisse des Menschen wie ein gutes Auskommen und eine Wohnung / Haus / Unterkunft.

Wenn dies gesichert ist, dann wird das zweite Chakra, das Swadhistana oder Sexualchakra aktiviert. Dieses Chakra befindet sich auf der Kreuz- und Schambeinhöhe und steht für den Zuwachs von Leben. Wenn nun alle Wünsche nach Nahrung und Schutz gestillt, fängt sehr oft das Verlangen nach Lust an.

Anschließend folgt das dritte Chakra, genannt Manipura oder Nabelchakra. Hier werden die Fähigkeiten um seinen Willen durch zu bekommen, die uneigennützige Konstitution erzeugt und die Rangordnungen werden bestimmt. Hier wird festgelegt, wer den Stärkeren und wer den schwächeren Part zugewiesen bekommt. Anders als beim Tier klären sich hier alle Strukturen im zwischenmenschlichen, politischen Bereich und in der Arbeitswelt. Bei unseren vierbeinigen Artgenossen wird in diesem Bereich über Herrschen und Unterordnen bestimmt. Dieses Chakra ist verantwortlich für Besitzgier, Abgunst und auch Furcht vor Mitmenschen. Das Chakra sitzt im Solar Plexus.

4.2. Der 2. Bereich – Das Herzchakra

In diesem Bereich gibt es nur ein Chakra, was als Anahata oder dem Herzchakra bekannt ist. Gesteuert werden hier positive Gefühle. Durch dieses Chakra ist es erst möglich, die drei Chakren weiter unten anzustellen. Ein einfaches Beispiel liegt im Bereich des Essens. Erst durch dieses Chakra ist es uns möglich, dass wir das essen in vollen Zügen genießen. Auch der sexuelle Akt wird so erst zu einem gefühlvollen Zusammenspiel.

Auch andere Gefühle werden gewandelt. Bereicherung und Habgier wandeln sich in Mitgefühl, vergleichbar mit aus einem tyrannischen König ein Diener seines eigenen Volkes wird. Durch das Einschalten dieses Chakras ist es uns möglich, einen Sinn im Leben zu sehen und eine hohe Steigerung der Lebensqualität zu erreichen.

Die Bedeutung des Herzchakras fällt hier so ins Gewicht wie die drei Chakren darunter gemeinsam.

Die Lage ist in der Mitte der Brust, genau auf Herzhöhe.

4.3. Der 3. Bereich – Die 3 oberen Chakren

Die drei oberen Chakren werde Cishuddi, auch Kehlchakra genannt. Bedeutend ist dies für Äther, Raum, Zeitlosigkeit und Kausalität. Das Ego, sprich das „ich“ Denken wird hier gesteuert und sobald die erste Stufe erreicht ist, kann der Mensch seine ersten neuen Fähigkeiten nutzen, die er einfach geschenkt bekommen hat. Die bereits gelebten Leben erscheinen uns immer klarer, dass Zeit nur eine Einbildung ist.

Unser Kehlchakra befindet sich auf Kehlkopfhöhe und ist gleichbedeutend mit Kommunikation.

Unser Drittes-Auge-Chakra wird auch Anjna genannt und hat seinen Platz mittig auf unserer Stirn über unseren Augenbrauen. Die Intuition, also eines des höheren Bewusstseins, sitzt dort. Es fließt und wirkt durch uns. Wenn wir dieses Chakra erreicht haben, tritt der eigene Wille in den Hintergrund. Jedoch kann dann auch ganz schnell der Übermut zu packen.

Die Eigenschaften, die uns hierbei erwarten sind das Deuten der Zukunft. Bei manchen von uns kann es sogar sein, dass das Tag genaue Datum des eigenen Ablebens vorausgesagt werden kann.

Das Kronchakra wird auch Sahasrara genannt und ist das letzte Chakra. Es hat die Angewohnheit, dass wir nach oben offen sind und es fühlt sich an wie ein Kanal.

Wer nun denkt, die Fähigkeiten, die hier oben aufgezählt wurden, seien so etwas Abstruses, der muss leider eines Besseren belehrt werden. Denn es gibt viele Menschen, die besondere „Gaben“ haben.

Manche von uns sind in der Lage, die Chakren von sich und anderen zu sehen, manche können Heilen, wieder anderen ist es möglich, die Gedanken, die wir haben, zu hören, als würden diese laut ausgesprochen werden, manche sehen ihre vorher gelebten Leben und es gibt auch Menschen, die ihren Körper bewohnen und verlassen können, wie sie gerade möchten. Viele Menschen haben allerdings einen sehr begrenzten Zugang zu ihren höheren Fähigkeiten und deren Chakren.

Leider haben es diese Menschen in unserer Gesellschaft alles andere als einfach. Wenn Sie Kinder sind, wird ihnen nicht geglaubt und wenn diese dann erwachsen sind, kann Übermut entstehen. Denn der Gedanke, dass sie vielleicht viel weiterentwickelt sind, als ihre Mitmenschen, macht sie anfällig. Für solche Menschen droht oftmals die Isolation.

5. Das Leben mit Chakren

Wir alle kennen solche Zeiten in unserem Leben, wir fühlen uns kraftlos und erschöpft und die Sorgen scheinen uns regelrecht aufzufressen.

Um die Balance im Gleichgewicht zu halten, muss die Energie frei fließen können.

Ist dem nicht so, ist alles aus dem Gleichgewicht geraten. Für Menschen, die in ihrer Spiritualität weit gekommen sind, ist dieser Zustand sehr heftig. Sie beschreiben es als ein vollkommenes Ungleichgewicht. Die Energie kann nicht mehr frei von Barrieren fließen.

Unser Körper besteht aus Energie. Würden wir unseren Körper einmal mit den Augen eines Mikroskops sehen, dann würden wir die Energie sehen.

Er besteht aus Unmengen an Atomen, die wiederum aus Elektronen, Protonen und noch anderen kleinen Teilchen bestehen. Würde man dieses Bild nun immer weiter vergrößern, wäre da irgendwann nur noch Energie. Sozusagen, der Stoff alles Leben.

Dies bedeutet, wenn in unserem Leben etwas ganz und gar nicht läuft, haben wir oft das Problem, dass wir voller Blockaden sind.

Unser Leben besteht aus ganz vielen Ebenen, den fein und grobstofflichen. Die Energiezentren in und außerhalb unseres physischen Körpers sind die Chakren. Die Energie wird durch unseren Körper gepumpt. Ebenfalls sendet und empfängt der Körper ständig Energie.

Unsere Chakren werden von unseren Gefühlen beeinflusst. Mit unserem Denken und Wahrnehmen steuern wir unsere Chakren. Wenn wir uns unwohl fühlen, seelische oder körperliche Beschwerden haben, dann sind unsere Chakren im Ungleichgewicht. Diese können auch mit Situationen zu tun haben, die uns im ersten Moment gar nicht sinnvoll erscheinen wie beispielsweise knappe Finanzen, eine unglückliche Beziehung, eine Krankheit usw.

Unsere unteren Chakren sind für unsere menschlichen Grundbedürfnisse sehr wichtig und verantwortlich. Die Energiewirbel dort „drehen“ sich langsamer, während die oberen Chakren auf einer wesentlich höheren Frequenz drehen und für die höheren Bedürfnisse stehen. Deine Chakren sind bildlich und spirituell gesehen unsere Verbindung zu Himmel und Erde.

Den Chakren werden je nach Schwingungsebene bzw. Frequenz eine Farbe, Heilkräuter, Steine und vieles mehr zugeordnet. Sie können uns helfen, die Energie wieder frei fließen zu lassen. Daraus können sich verschiedene Therapien entwickeln wie Farbtheraphie, Edelsteinmassage, Räuchern etc. und so die Chakren wieder aus zu gleichen. Wenn wir schon weiter in unserer Entwicklung sind und dort Blockaden auftreten, wirken Chakrameditation und Chakra-Yoga.

Im Normal- und Idealfall sind die Chakren alle gleich weit geöffnet. Doch es kann auch vorkommen, dass eines der Chakren im Vordergrund tritt und dadurch ein bestimmtes Verhalten auftritt. Beispielsweise beim Solarplexus-Chakra. Hier tritt dann ein dominantes bis aggressives Verhalten auf. Der Energiefluss staut sich.

Um Blockaden zu lösen, gibt es verschiedene Methoden. Die

Chakren müssen wieder in Balance gebracht werden.

Ein wichtiger Aspekt ist hier, wie tief die Sorgen und Probleme liegen.

6. Entsprechungen der 7 Hauptchakren

Wenn wir von den 7 Hauptchakren sprechen, dann ist die Reihenfolge immer die Gleiche. Von unten nach oben.

Das **Muladhara** Chakra steht für die Selbstsicherung. Sprich, wir sind selbstsicher und auch stabil in unserem Leben.

Das **Svadhisthana** Chakra steht für die Selbstbelohnung, es steht dafür, dass wir uns wohl fühlen und uns positive Gefühle umgeben und durchströmen.

Das **Manipura** Chakra steht für Selbstdefinition, das heißt, dass wir uns auch als Mensch sehen und es auch spüren. Ebenso das wir in der Lage sind, uns durchzusetzen.

Das **Anahata** Chakra steht für Selbstakzeptanz. Liebe beginnt bei uns selbst. Nur wer sich selbst liebt, kann auch andere lieben.

Das **Vishuddha** Chakra steht für den Selbstausdruck. Wir können das, was wir sind, wie wir fühlen, was uns darstellt, selbst ausdrücken.

Das **Ajna** Chakra steht für Selbstreflexion. Das heißt, wie wir uns selbst wahrnehmen, unser Leben, unser Verhalten und dies auch reflektieren.

Das **Sahasrara** Chakra steht für Selbsterkenntnis oder Selbstverwirklichung. In diesem Chakra erkennen wir den wahren Sinn unseres Lebens und Seins.

Wenn wir nun die sieben Chakren in Worte fassen müssten, würde das so aussehen:

1. „Ich bin“
2. „Ich fühle“
3. „Ich tue“
4. „Ich liebe“
5. „Ich kommuniziere“
6. „Ich sehe“
7. „Ich verstehe“

7. Die Arbeit mit den Chakren

Die Chakren lassen sich adäquat von unten nach oben erschließen. Eben deshalb, weil sie gestaffelt sind. Unten beginnen die niederen und „leichteren“ Chakren und steigern sich bis zum obersten, dem höchsten und „schwierigsten“ Chakra. Zuerst wird das Wurzel Chakra geöffnet, dann das Sakralchakra, anschließend Nabel-, Herz-, Halschakra, drittes Auge und zum Schluss das Kronen Chakra.

Die Basis bildet hier das Wurzel Chakra. Wenn dieses geöffnet ist, dann fühlen wir uns sicher und willkommen. Es fühlt sich an, als wenn wir Raum haben, ein Zuhause, unseren Ursprung kennen. Erst dann ist es uns möglich, Gefühle zu empfinden und auch unsere Sexualität anzunehmen und zu leben.

Die Gefühle bestimmen unser komplettes Leben. Auch bei der Sexualität. Ist das Nabel Chakra geöffnet, können wir uns um unserer eigenen Bedürfnisse kümmern. Hierüber treffen wir eben auch alle unsere Entscheidungen. Sind wir sicher in der Handhabung der unterschiedlichsten Situationen und Menschen, dann können wir erst die dementsprechenden Beziehungen aufbauen.

Dies wiederum ist die Hauptaufgabe des Herz Chakras. Nur dieses ist in der Lage, das aggressive Verhalten des Nabel Chakras einzudämmen. Danach ist das Hals Chakra an der Reihe. Hier findet die Kommunikation statt. Hier befinden sich die Grundlage des Denkens und öffnet das Dritte Auge Chakra.

Wenn wir all diese Chakren geöffnet haben, wartet das Kronen Chakra, was für Weisheit, Selbstbewusstsein und auch Bewusstsein steht.

Wie viel Zeit wir für jedes unserer Chakren brauchen und einplanen, ist unsere eigene Sache. Dafür gibt es leider keinen Fahrplan. Wichtig ist, sich dabei genau zu beobachten. Wie fühlen wir uns, was tut uns gut und was nicht, was tun wir und was eben nicht.

Es ist sinnvoll, zu beobachten, ob wir alle Chakren öffnen müssen. Oftmals sind einige schon geöffnet, wir müssen sie nur auf den richtigen Stand bringen. Dies heißt so viel, dass alle gleich weit geöffnet sein sollten. Die höheren Chakren sind sehr kompliziert und es erfordert große Mühe, diese geöffnet zu halten. Für viele Menschen werden viele Jahre bis auch Jahrzehnte ins Land gehen, bis sie diese öffnen können, geöffnet halten können auch die Fähigkeiten voll ausschöpfen können.

Es ist sehr wichtig, den eigenen Zustand zu erfassen. Damit sich dieses Bewusstsein entwickeln kann, ist Meditation sinnvoll. Somit können wir unsere Chakren ausgleichen. Dabei ist es nicht zwingend erforderlich, die Reihenfolge einzuhalten. Wichtig ist hierbei, sich selbst gut zu beobachten, was mit einem geschieht.

Die Chakren und deren Funktionen müssen erst einmal verstanden werden, damit wir diese verstehen. Nur so können wir die Blockaden lösen.

Es gibt verschiedene Übungen um die durcheinander geratenen Chakren wieder ins Reine zu bringen, Gleichgewichtsübungen, verschiedene Asanas, spezifische Pranayamas sowie Bandhas oder Mudras (Muskelkontraktionen und Energiesiegel). Diese werden genutzt, um die Chakren zu harmonisieren und aktivieren und umso schlussendlich ein höheres Bewusstsein zu erlangen und Frieden zu finden.

8. Chakren – Die Bewusstseinsfelder in der Aura

Ganz zu Anfang hatten wir gesagt, dass Chakren mit der Aura zusammenhängen. Die Aura ist ebenfalls ein Energiefeld. Viele Menschen spüren dies allerdings nicht und ihnen ist dies nicht bewusst. Jedoch gibt es auch Menschen, die sehen diese Energiefelder sehr gut und spüren diese auch sehr deutlich. Sie haben Zugang dazu und wissen dies auch sehr genau.

Unbewusst spüren wir diese jedoch alle sehr gut. Die Aura ist eine sehr feinstoffliche Energie.

Nehmen wir ein Beispiel dafür. Wenn wir einen Raum betreten, in dem sich gerade zwei Menschen gestritten haben, dann bemerken wir dies sofort.
Die Atmosphäre fühlt sich vollkommen anders an, als wenn diese zwei Menschen friedlich miteinander umgehen.

Da kommt der sogenannte 6. Sinn ins Spiel. Was wir hier spüren, ist die energetische Ausstrahlung.

Wenn wir Liebe verspüren, dann haben wir dieses Gefühl sehr oft in der Herzregion. Geöffnet wird hierbei das Herz Chakra.

Lieben sich zwei Menschen, dann entsteht eine energetische Verbindung und das Herz Chakra öffnet sich. Dieses Gefühl, welches in einem selbst entsteht, ist Liebe.

Doch wenn wir wütend sind, spüren wir diese Energie als erstes in unserem Bauch. Dort steigt es auf und will raus. Ihren Ursprung hat dieses Gefühl im Bauchraum, dem so genannten

Feuerzentrum. Das Chakra, was hier angesprochen wird, ist das 3. Chakra. Es ist gleichbedeutend mit Feuer und liegt im Bauchraum.

Es ist pure Energie, die da aufsteigt, also die Wut.

Wenn wir diese Beispiele nehmen, dann kann wohl niemand abstreiten, dass wir die Chakren und ihre feinstoffliche Wahrnehmung spüren. Ob nun bewusst oder unbewusst.

Gerade mit starken Gefühlen wie der Liebe und auch der Wut werden wir in unserem Leben immer wieder Begegnungen haben. Wenn wir uns über diese energetischen Dinge bewusst sind, dann können wir damit besser umgehen und sehen die Vorgänge klarer.

9. Die Chakren Reinigung

Die meisten von uns kennen die 7 Hauptchakren. Doch es gibt noch so viele Nebenchakren, dass wir sie gar nicht alle aufzählen können. Insgesamt gibt es 144.000 Chakren und diese sind auf vielen verschiedenen Ebenen verteilt.

9.1. Warum ist es sinnvoll, die eigenen Chakren zu reinigen

Jedes Chakra steht für eine bestimmte Energie und wenn diese verstopft ist, hat das Auswirkungen auf uns und unser Leben.

In vielen von uns sind Grundsätze verankert, die uns daran hindern, glücklich zu sein.

Um nur ein paar Beispiele zu nennen:

- sich nicht selbst zu lieben
- seinen eigenen Wert nicht erkennen
- seinen Weg oder seine Fähigkeiten erkennen usw.

Diese negativen Glaubenssätze hindern uns daran, uns selbst zu erkennen. Natürlich fangen wir dann an, zu zweifeln. Zweifel ziehen uns Energie ab und das sehr geschickt und reichlich. Natürlich löst die Chakra Reinigung keine Glaubenssätze auf, jedoch wird das Energiesystem gereinigt. Wenn wir unsere Chakren reinigen, sollten wir auch zusehen, dass wir uns von unseren Glaubenssätzen lösen, die unser System immer mehr verschmutzen.

9.2. Energieräuber – weg damit

Die Energieräuber kann nur jeder für sich selbst definieren, denn alles was kein gutes Gefühl und keine Freude in einem selbst auslöst, zieht Energie ab. Wut /Groll ist eine der stärksten negativen Energien und dabei ist es egal, ob wir diese gegen uns selbst oder gegen andere richten. Auch Verurteilungen, Trauer, Zweifel – all das zieht uns Energie und Kraft ab. Ebenso zählen Menschen dazu, die uns diese wertvolle Energie rauben. Sie triggern so zusagen unsere Vergangenheit.

Dabei ist es nicht sinnvoll, dem anderen die Schuld in die Schuhe zu schieben, sondern wir alleine sind da das Problem. Denn alles und jeder, der uns unsere Energie abzieht, hat nur mit uns alleine zu tun.

Bei der Chakren Reinigung sind die eigenen Reaktionen wichtig, nicht die, die andere haben. Denn diese sagen uns ganz deutlich, wo unsere Probleme liegen.

9.3. Bevor wir die Chakra Reinigung machen, einfach in sich rein fühlen

Bevor wir nun anfangen, den großen Hausputz bei uns selbst zu starten, ist es sinnvoll, in uns hinein zu hören. Wie unser Körper braucht auch die Seele Schutz und ab und an einmal eine Grundreinigung. Der Schutz kann in einer guten Erdung bestehen, sowie eine große Vertrautheit zur eigenen Energie.

Situationen, die uns sehr belasten wie Stress oder Müdigkeit, fahren unseren natürlichen Schutz ganz schnell hinunter. Aufgrund dessen ist eine Chakra Reinigung schon sehr sinnvoll. Wenn sie einwandfrei funktionieren, dann reinigen sie sich beinahe von selbst. Daher können auch schon eine Chakra-Meditation oder ein Chakrenausgleich wie eine gute Chakrenreinigung wirken. Auch Erdenergie oder höhere Schwingungen (8. Chakra) können diese reinigen.

Viele Menschen sind gefüllt mit Energien, die nicht von ihnen kommen, sondern von anderen Menschen. Oft sind es dabei persönliche Themen, die auf diese Energien reagieren und diese festhalten. Hier reicht leider eine energetische Reinigung nicht aus. Denn die Fremdenergien werden immer wieder kommen und sich festhalten. Daher müssen die persönlichen Probleme und Themen bearbeitet werden.

Wenn wir uns damit auseinandersetzen, was uns belastet, erfahren wir viel über die einzelnen Themen. Wir müssen Frieden damit schließen. Dies allein führt schon zu einer Selbstreinigung der Chakren. Vergangenheit ist Vergangenheit und sollte dies auch bleiben. Was für einen Sinn macht es, daran noch festzuhalten?

Bei der Chakra Reinigung ist es gut, mit diesen zu kommunizieren. Dabei ist es gleichgültig, ob wir dabei Worte nutzen oder dies schweigend tun. Wer nun denkt, wie soll das denn funktionieren, der lasse sich gesagt sein, die Chakren reagieren sofort, sobald man ihnen auch nur Aufmerksamkeit schenkt. Wenn wir liebevoll mit ihnen umgehen, tun sie dies auch mit uns.

9.4. Fremdenergien an den Chakren lösen und reinigen

Zu manchen Menschen haben wir eine gefühlsmäßig eine sehr enge Beziehung und Verbindung. Sehr oft sind uns diese Verbindungen unbewusst, denn sie müssen nicht zwangsläufig einen positiven Charakter haben. Manchmal sind diese Verbindungen auch unterbewusst oder aus unterdrückten Situationen heraus, wie zum Beispiel die eigenen Eltern oder der ehemalige Partner, die in unserem Leben keine oder keine große Rolle mehr spielen.

Ebenfalls kann es zu solchen Verbindungen durch sexuellen Kontakt kommen. Sehr oft sind solche negativen Energieverbindungen am Sakralchakra, Solarplexuschakra und am Herzchakra. Gerade das Solarplexuschakra ist oft betroffen, in allen Fällen von geistiger Manipulation oder auch Machtspielchen. Diese Blockade wird oft als Schmerz oder unangenehme Empfindung des Solarplexuschakra wahrgenommen.

9.5. Anleitung zur Chakra Reinigung

Am besten suchen wir uns nun einen Ort, an dem wir ungestört sind und wir gerne sitzen. Wir setzen uns in eine aufrechte Position, die uns angenehm ist.

Das Energiefeld reinigen

Nun schließen wir die Augen und beobachten eine Weile unseren Atem. Wir sind aufmerksam und gehen so einmal durch unseren Körper. Lasst uns alle Anspannungen loslassen. Spürt die Erde unter uns, wie sie uns trägt. Spüren wir, wo unser Körper auf der Erde ist? Dann lasst uns einen Kontakt zu ihr herstellen.

Nun lassen wir los und geben uns dieser Umarmung hin. Wir entspannen in das Gefühl der Stabilität und der Geborgenheit.

Machen wir uns einmal bewusst, wie das ganze Universum aus Energie und Licht besteht. Auch wir Menschen. Lasst uns unsere Energie spüren.

Wenn wir uns nun spüren, können wir uns wie ein Gefäß vorstellen, dass sich nun mit Energie füllt. Fragen wir uns nun, wo sich die Energie gut anfühlt und wo sie schlecht und belastend ist, werden wir sicher einiges finden.

Die negative Energie lassen wir nach unten abfließen, während von oben die klare und reine Energie nachfließt. Lasst uns das machen, bis unser ganzes Gefäß licht und klar ist.

Die Chakren reinigen

Um die Chakren zu reinigen, muss zunächst einmal die Aufmerksamkeit auf den Bereich des Chakras gerichtet werden, mit welchem wir arbeiten wollen. Nun atmen wir in diesem Bereich ein und spüren diesen tief in uns.

Wir sollten uns bemühen, das schlechte Gefühl in dem Chakra, dass wir ins Visier genommen haben, freizugeben. Es kann helfen, sich der Vorstellung zu bedienen, wie starke, dicke Wurzeln von uns in den Boden wachsen. Diese werden unser Anker zur Erde sein. Nun fühlen wir die Kraft und auch den Halt aus dieser Verbindung, die in uns fließen.

Die Vorstellung der wachsenden Wurzeln sollten wir so lange aufrechterhalten, bis ein tiefes Gefühl der Verwurzelung und der Standfestigkeit entstanden ist.

Wenn wir einatmen, atmen wir ein weißes, reines Licht in unser Chakra und beim ausatmen lassen wir die düstere und schwere Energie los, damit sie endlich weichen kann.

Unser Chakra wird nun bei jedem Atemzug immer mehr zu leuchten beginnen. Lassen wir den Atem nicht los, bis wir die Leichtigkeit komplett in uns aufsteigen spüren. Erst wenn wir die Leichtigkeit und Klarheit in unserem Chakra spüren, können wir die Meditation beenden.

Energieverbindungen

Lasst uns die Augen schließen und wieder unseren Atem beobachten. Wieder gehen wir durch unseren Körper, betrachten ihn aufmerksam und lassen all die aufgestaute Anspannung los. Nun spüren wir unsere eigene Energie. Dann beginnen wir damit, uns die Person vorzustellen, zu der wir eine Verbindung aufbauen möchten. Stelle dir dazu einige Fragen wie zum Beispiel:

Wo genau ist sie?

Wie sieht sie aus?

Wie fühlt sie sich an?

Sind wir wirklich bereit, diese Verbindung zu lösen? Um dies zu tun, müssen wir die Energieverbindung zwischen der anderen Person und uns spüren. Es kann sich wie eine Schnur zwischen den Chakren vorgestellt werden und hier rüber kann sie wahrgenommen werden.

Wir können die Verbindung nun trennen, indem wir mit einer kräftigen und entschlossenen Geste die Energieverbindung trennen. Zur Hilfe können wir gedanklich einen scharfen Gegenstand nehmen. Wenn die Verbindung nun getrennt ist, holen wir das lose Ende, was zu uns gehört, wieder zu uns zurück durch unsere Atmung. Nun sollten wir spüren, dass die Verbindung nicht mehr besteht.

Wenn wir uns die Person nun noch einmal vorstellen, sollten wir auch das Feld noch einmal überprüfen. Sollte sich die Verbindung erneut aufgebaut haben, ist die Frage nach dem Warum zu klären. Was möchten wir oder glauben wir zu brauchen von dieser Person. Ist es möglich, diese Verbindung und die Person los zu lassen und wieder zu uns selbst zu finden? Wenn nötig können wir immer wieder meditieren, bis die Verbindung wirklich gelöst ist und auch unterbrochen bleibt.

Doch wir sollten nicht vergessen, uns bei der Person für die Lektionen zu bedanken. Immerhin haben wir etwas mit ihrer Hilfe gelernt. Dann lassen wir sie gehen.

Nun lasst uns noch eine Weile unser eigenes Feld spüren und das Licht des eigenen Chakras einatmen. Nach einer uns angenehmen Zeit öffnen wir die Augen.

10. Chakren und Krankheiten – welcher Zusammenhang besteht hier?

Wir haben erfahren, wenn die 7 Hauptchakren sich im Einklang befinden, fließt unsere Lebensenergie vollkommen ungehindert. Wir sind gesund, stark, selbstbewusst und glücklich.

Doch die Lehre der Chakras sagen, dass alle Erkrankungen ihren Ursprung im Bewusstsein haben. Dabei ist es gleichgültig, ob es nun körperliche oder seelische Leiden sind. Die von uns getroffenen Beschlüsse im Leben sind sehr wichtig, denn die entscheiden, wo unsere Lebensenergie fließt, sprich in welche Richtung wir sie lenken. Unsere Entscheidungen bestimmen, ob wir Energie blockieren und diese dann aufhalten.

Wenn wir dies für einen längeren Zeitraum tun, dann spiegelt sich das in und an unserem Körper wieder. Es können chronische körperliche oder auch emotionale Krankheiten auftreten.

Damit wir uns eine ungefähre Vorstellung machen können, was mit unserem Körper passiert, werden wir hier nun passend zum entsprechenden Chakra die Krankheiten aufzählen.

Blockaden im Bereich des Wurzelchakras äußern sich psychisch z.B. in

- Darmerkrankungen
- Verstopfungen
- Reizdarm
- Hämorrhoiden
- Ischias
- Rheuma
- Wirbelsäulensyndrom
- Knieprobleme
- Arthrose
- Blutarmut
- Krampfadern
- Knochenerkrankungen

Organisch beeinflusst das Wurzelchakra

- den physischen Körper
- Dickdarm, Milz und Lymphsystem
- Skelett, Knochen
- Gelenke, Beine und Füße
- Wirbelsäue, Kreuzbein und Steißbein
- Nase und Nasennebenhöhlen
- Nebennieren

Blockaden im Bereich des Sakralchakras äußert sich physisch z.B. in:

- Nierenerkrankungen
- Harnwegsinfektionen
- Bettnässen
- Menstruationsbeschwerden
- Prostataerkrankungen
- Eierstockerkrankungen
- Gebärmutterkrankheiten
- Impotenz, Frigidität
- Zeugungsproblematiken
- Blut – und Lympherkrankungen

Organisch beeinflusst das Sakralchakra:

- Keimdrüsen
- Nierenerkrankung
- innere männliche und weibliche Geschlechtsorgane
- Körperflüssigkeiten wie Blut, Lymphe, Urin und Sperma
- Hüfte, Lendenwirbelsäule

Blockaden im Bereich des Solarplexus-Chakra

äußert sich physisch z.B. in:

- Magenbeschwerden
- Verdauungsstörungen
- Diabetes
- Übergewicht
- Leber und Gallenerkrankungen
- Augenerkrankungen
- Sehstörungen
- Hauterkrankungen
- Allergien
- Verspannte Gesichtsmuskulatur

Organisch beeinflusst das Solarplexus- Chakra:

- Zwerchfell
- Haut
- Gesicht
- Bauchspeicheldrüse
- Dünndarm
- Magen
- Leber und Galle
- Augen

Blockaden im Bereich des Herz-Chakra

äußert sich physisch z.B. in:

••□Herzbeschwerden
••□Schmerzen im Brustbereich
••□Lungenerkrankungen
••□Atembeschwerden
••□Erkältungen
••□Blutdrucksymptomatik
••□Kreislauferkrankungen
••□Immunsystemerkrankungen

Organisch beeinflusst das Herz – Chakra

- Herz
- Lunge
- Gefäßsystem
- Thymusdrüse
- Kreislauf
- Blutzusammensetzung
- Brustwirbelsäule
- Brustkorb

Blockaden im Bereich des Hals -Chakras

äußert sich physisch z.B. in:

••□Halsschmerzen
••□Mandelentzündungen
••□Zahn- und Zahnfleischerkrankungen
••□Nacken- und Schulterschmerzen
••□Heiserkeit
••□Sprachstörungen
••□Schluckbeschwerden
••□Ohrerkrankungen
••□Schwerhörigkeit
••□Gleichgewichtsstörungen
••□Tinnitus
••□Schilddrüsenleiden

Organisch beeinflusst das Hals-Chakra

- Schilddrüse
- Kehlkopf
- Stimmbänder
- Halswirbelsäule
- Schultern
- Arme und Hände
- Ohren
- Zungenbein

Blockaden im Bereich des Dritten-Auges

äußert sich physisch z.B. in:

- Kopfschmerzen
- Gehirnerkrankungen
- Augenleiden
- Sehschwäche
- Hörschwäche
- Migräne im Stirn – und Hinterkopfbereich
- Schwindel
- Stirnhöhlenentzündung
- Hormonstörungen allgemein
- Konzentrationsschwäche
- Depression, Psychosen
- Realitätsverlust

Organisch beeinflusst das Dritte Auge:

- ••Hypophyse – Hirnanhansdrüse
- ••Hormongleichgewicht aller Drüsen
- ••Kleinhirn
- ••Stirn und Schläfenbein
- ••Augen
- ••Augenhöhlen
- ••Jochbein

Blockaden im Bereich des Scheitelchakras

äußert sich physisch z.B. in:

- Kopfschmerzen
- Migräne im Schädeldachbereich
- Gehirntumore
- Multiple Sklerose
- Nervenleiden
- Epilepsie
- Gehirnhautentzündung
- Immunschwäche
- Parkinson
- Alzheimer
- Depressionen
- Schwindel
- Schlafstörungen

Organisch beeinflusst das Scheitelchakra

- Epiphyse (Zirbeldrüse)
- Zentrales Nervensystem
- Hirnhäute
- Großhirn
- Schädelbereich
- Duralschlauch

Dies sind erst einmal einige Krankheiten zu den unterschiedlichen Chakren. Vollständig sind diese sicher noch lange nicht. Symptome sind dafür da, um uns aufzuzeigen, was in unserem Leben und an unserem Körper nicht stimmt. Wir sollten mehr auf unseren Körper hören, denn dieser gibt uns sehr genaue Hinweise und diese müssten wir auch ernst nehmen. Wenn wir nun wissen, welche Krankheiten für welches Chakra stehen, können wir dies auch ganz einfach beheben, in dem wir das passende Chakra harmonisieren. Die Energie muss fließen, damit sich unser Körper wohl fühlt.

11. Prana

Prana bedeutet Lebensenergie im Kundalini-Yoga. Bevor wir mit dem Yoga an sich beginnen können, ist es wichtig mit dem Prana zu arbeiten. Denn sowohl das Kundalini-Yoga wie auch das Hatha-Yoga zielen darauf ab, dass Prana zu erhöhen. Je nach Kultur hat das Prana verschiedene Namen wie Qi (China), Ki (Japan) oder auch Od, Orgon oder Pneuma. Diese Form der Lebensenergie oder Energieform ist sowohl im Menschen, in der Umwelt und überall um uns herum zu finden.

1939 ist es dem Entdecker des Orgon, Dr. Wilhelm Reich, gelang es als erster Mensch, dass Orgon in allen Lebensformen nachzuweisen. Danach wusste man, die Lebensenergie ist allgegenwärtig. Alles was lebt, besitzt Prana. Wir Menschen zum Beispiel strahlen Prana aus. Wenn ein Mensch kein Leben mehr im Körper hat, ist sein Erscheinungsbild ganz anderes als wenn er friedlich im Bett liegt und schläft. Das Prana ist nicht mehr vorhanden.

Doch nicht alle Menschen haben gleich viel Prana. Es gibt Menschen, die sind Feuer und Flamme, wenn sie vor einer großen Menge Menschen steht und einen Vortrag hält. Dieser Mensch besitzt sehr viel Prana. Es macht ihm keinerlei Probleme, seine Zuhörer mitzureißen und sie für das Thema zu begeistern. Es spielt keine Rolle, ob er so etwas gelernt hat.

Nehmen wir einen gegenteiligen Menschen, er wird es niemals schaffen, die Menschen zu begeistern, dabei ist es gleichgültig wie viele Rhetorikseminare er besucht hat. Wenn man es nicht im Blut hat, dann wird man nicht weit kommen.

Menschen, die mehr als genug Prana in sich vereinen, sind immer erfolgreich. Er ist ein großer Anziehungspunkt und steht immer im Mittelpunkt. Das Prana fließt immer vom Stärkeren zum Schwächeren, sprich ein Mensch mit wenig Prana wird sich immer von Menschen mit viel Prana angezogen fühlen.
Ist das Prana jedoch aufgebraucht und wird nicht aufgefüllt, dann wird man schnell uninteressant für andere Menschen, die einen kurz zuvor noch bewundert haben.

Dann gibt es noch Menschen, die sich auf Anhieb mögen und verstehen. Man sagt hierbei, dass die Energieschwingungen sofort harmonisieren und zusammenpassen.

Andere schaffen es, ihre Prana oder Energieschwingungen sofort an den anderen anzupassen.

Doch die Menschen haben alle eine unterschiedliche große Menge an Prana. Dazu kommt, dass das Prana auf unterschiedlichen Schwingungsebenen schwingt.

Es gibt vier unterschiedliche Arten von Prana: Erdprana, Luftprana, (Sonnen) Lichtprana und Baumprana.

Denn unser physischer Körper besteht aus mehreren feinstofflichen (Energie) Körpern ähnlich wie eine Zwiebelschale und aus mehreren Ebenen.

Hier nun die 4 wichtigsten Ebenen (von innen nach außen):

1. Ätherebene

Die Lebensenergie geht hier bis in den Körper – Steuert die Körperfunktionen

2.Astralebene

Dies ist die Ebene der Gefühle und der Emotionen (hier sind die aktuellen und alten Gefühlsmuster gespeichert)

3. Mentalebene

unsere Gedanken (intellektuelles / bewusstes Denken) sind hier geformt und gespeichert

4. Kausalebene

unsere eigene Individualität ist in einem höheren Sinn, unser Körper, das Bindeglied zu unserem ewigen Sein.

Diese Ebenen können nicht unabhängig voneinander funktionieren, sondern nur miteinander. Sie stehen im ewigen Austausch zueinander.

Damit die Kommunikation stattfinden kann, sind die Chakren sehr wichtig, denn diese funktionieren wie Schaufelräder. Sie drehen sich dabei immer wieder links und rechts herum. Wenn sich diese im Uhrzeigersinn drehen, wird frisches Prana eingefügt, drehen sich die Schaufelräder gegen den Uhrzeigersinn, wird das alte, verbrauchte und kranke Prana wieder abgegeben.

Anders als das Prana kommunizieren die Chakras mit der Körperebene über die Energieleitbahnen (Meridiane / Lichtbahnen). Hier befinden sich auch jeden Menge Energieaustauschpunkte, worüber sehr leicht Informationen in den Körper eingeschleust werden können. Verteilt wird das Prana über unsere Chakren im menschlichen Körper. Durch die Meridiane fließt es nun in jede Zelle unseres Körpers.

Die Chakren steuern alle Organe im menschlichen Körper und so haben sie auch die Macht, unseren psychischen und spirituellen Zustand zu lenken.

Wenn wir es uns einmal bildlich vorstellen wollen, dann ist es so, als würden kleine Transformatoren die göttliche Energie für unseren physischen Körper umwandeln um nutzbar zu sein.

Haben wir nun zu viel seelischen Stress, kann unser Energiesystem vollkommen aus der Balance bringen. Dazu reichen falsche oder schlechte Ernährung, Stress, wir zu viele negative und schlechte Gedanken und Gefühle haben. Dann wird der Energiekörper sehr schnell verschmutzt oder geschädigt. Erkrankungen des grobstofflichen Körpers und der Psyche können die Folge sein.

Die feinstofflichen Energieebenen wie Chakras und Meridiane bilden eine Einheit, die Körper und Seele miteinander verbindet.

11.1. Wie können wir das Prana erhöhen?

Es gibt 5 unterschiedliche Quellen, über die wir neues Prana aufnehmen können:

1mit der Erde (Prithivi) oder auch mit unserer Nahrung
2mit dem Wasser (Apas) oder mit unserer Flüssigkeitszufuhr
3mit dem Feuer (Tejas) bzw mit dem Tageslicht

4mit der Luft (Vayu) indem wir die Luft atmen

5mit dem Äther (Akasha), das heißt Kraft, die wir von anderen Menschen oder Kraftorten erhalten

Über unsere Atmung nehmen wir also Prana in uns auf. Somit erklärt sich auch, warum es beim Yoga so wichtig ist, Pranayama zu üben und die eigene Atmung zu verbessern. Damit ist es machbar, unser Prana zu verbessern.

Wir haben nun festgestellt, dass es 5 Quellen gibt, um das Prana zu erhöhen und so auch den optimalen Nutzen daraus zu ziehen. Wenn wir Nahrung und Flüssigkeit als Beispiel nehmen, dürfte klar sein, was damit gemeint ist. Tageslicht und frische Luft sind ebenfalls sehr gute Energielieferanten. Die Quelle, die den meistens etwas Verständigungsprobleme machen könnte, sind die Beziehungen. Denn es gibt zwei unterschiedliche Arten von Menschen. Menschen, die uns Energie durch ihre Art geben und auch die, die uns reichlich davon abziehen. Auch wenn es im ersten Moment nicht so erscheint, auch Beziehungen, egal in welche Richtung, sind Austausch von Prana.

11.2. Fünf unterschiedliche Pranatypen

Das Prana wird nun in fünf unterschiedliche Vayus unterteilt. Hierbei wird zwischen Flussrichtung und Funktion unterschieden.

1. Prana Vayu

Es beherrscht den Bereich zwischen Zwerchfell und Kehle. Die Bewegung ist nach unten und regelt so das Einatmen und das Schlucken. Ebenfalls hat es etwas mit unserer Intelligenz, unserem Nervensystem und der Atmung zu tun. Für die Aktivierung sind Bhastrika, Nadi Shodana und Ujjayi gute Übungen.

2. **Udana Vaya**

Dieses sitzt im Hals und regelt die Sprache, die Energie, den Willen, das Gedächtnis und die Ausatmung. Es steuert die positive Energie, die Begeisterung und auch die Stärke. Um das Udana Vaya zu aktivieren, sind Ujjayi, Bhramari und Viparita Karani Mudra gute Übungen.

3. Samana Vayu

Dies regelt das Verdauungssystem und befindet sich im Magen und Dünndarm. Hier wird die Energie der aufgenommenen Nahrung im Körper verteilt. Gute Übungen, die die Verdauung anregen sind Agnisara und Nauli.

Das Samana ist allerdings auch für die mentale Verdauung verantwortlich. Es vermittelt und ein Gefühl von Zufriedenheit und auch der Balance.

Lauft das Samana nicht richtig in der Bahn, neigen wir dazu, ein sehr besitzergreifendes Verhalten an den Tag zu legen und uns an den materiellen Dingen fest zu halten.

4. Vyana Vayu

Dieses Prana hat seinen Sitz im Herzen, wirkt sich jedoch auf den ganzen Körper aus. Hierüber werden der Kreislauf, sowie die Bewegungen unserer Gelenke und der Muskulatur geregelt. Ebenso die mentale Zirkulation. Die geistige Unabhängigkeit wird ebenfalls hier gesteuert, wenn diese jedoch im Ungleichgewicht ist, drohen Isolation und Befremdung. Eine gute Übung sind hier Kumbhaka. Das Prana wird hierüber gestärkt und aktiviert.

5. Apana Vayu

Dieses Prana befindet sich im Bauchraum. Gesteuert werden alle Ausscheidungen wie Stuhlgang, Urin, Menstruation usw. Gute Übungen zum Aktivieren und Stärken sind Nauli, Agnisara, Ashvini Musra und Mula Bandha. Ebenfalls ist dieses Prana für das Vernichten von negativen Gedanken und Emotionen zuständig.

Es gibt verschiedenes, womit wir unseren Energiefluss stärken können wie Asana, Pranayama und auch Meditation. Wenn wir von Aura oder der Ausstrahlung eines Menschen sprechen, dann ist das in Wirklichkeit Prana. Sichtbar wird es deutlich, wenn wir Menschen mit einer starken Aura, also Prana treffen oder aber bei Menschen, die für uns negativ erscheinen, sprich wo wir eine starke Abneigung gegen haben oder solche, die wir sogar als abstoßend empfinden. Positive Gefühle wie Harmonie und Glück, jedoch auch negative wie innere Anspannung und Krankheiten lassen sich sehr leicht erfassen.

Das Prana ist das Fundament des Lebens. Es verbindet uns mit allen Lebewesen auf dieser Erde.

11.3. Gründe für mehr oder weniger Prana

Das Energiesystem eines Menschen ist nicht immer gleich. Es kann mal besser und auch mal schlechter funktionieren. Doch wie kommt das?

Wir haben ja bereits festgestellt, dass bei zu wenig Energie (Prana), der menschliche Körper nicht einwandfrei funktionieren kann. Es heißt also, dass nicht genug Energie im Kreislauf ist. Wir sollten dies verhindern indem wir die fünf Energiequellen es Prana adäquat nutzen. Ebenso ist es sinnvoll, die Kundalini schrittweise zu aktivieren. Wie wir das tun, ist weiter oben beschrieben.

Durch aufgetretene Energieblockaden kann es passieren, dass das Prana nicht optimal fließen kann und verstopft. Daher ist es sinnvoll, die verstopften Leitungen, die so genannten „Nadis" zu reinigen und deren Leitfähigkeit wieder zu verbessern. Ebenso wichtig ist es, die Nadis zu stärken, denn die Prana-Menge sollte erhöht werden, wenn Energieblockaden bestanden haben.

Die Stärkung ist wichtig, damit die Leitungen nun nicht unter der Durchflussmenge „durchschmoren". Die hohe Prana-Menge kann auch schlagartig auftreten, wenn das Kundalini erweckt wird. Dies kann dann mit einem Mal zu viel für die Nadis sein. Beim klassischen Kundalini wird daher zunächst einmal Wert daraufgelegt, die Nadis zu stärken.

12. Nadis

Der Begriff Nadis ist im letzten Kapitel schon einmal aufgetreten. Nun wollen wir uns damit etwas genauer befassen. Unter Nadis verstehen wir Energiekanäle, so genannte Meridiane. Diese Energiekanäle transportieren die Lebensenergie, das Prana. Die einen bringen das Prana in die physischen Organe und steuern somit den physischen Körper. Andere verbinden es mit den Chakras und bringen das Prana zu den geistigen Organen.

Laut alter Schriften gibt es insgesamt 72.000 Nadis, doch manche berichten auch von 350.000. Die unterschiedlich hohe Anzahl hängt mit der Definition eines Nadi zusammen, denn wo beginnt und wo endet eines? Ähnlich der Frage, wie viele Straßen eine Stadt hat. Denn dort kann auch nicht genau festgelegt werden, wie viele es schlussendlich sind, denn jeder zählt anders.

Menschen in den höheren Bewusstseinsebenen können die Nadis sehen, ebenso wie es Menschen gibt, die auch Chakras und Auras sehen können. Diese sind für die Menschen genauso sichtbar wie für „nicht sehende“ mit einer normalen Bewusstseinsebene wie Adern auf dem Handrücken.

12.1. Unreinheiten der Nadis

In den Überlieferungen heißt es, dass die meisten der 72.000 bzw. 350.000 Nadis ungenutzt, unrein oder aber verstopft sind. Warum sind jedoch die meisten von ihnen verstopft? Dafür gibt es einige Gründe:

- **Falsche Ernährung**

Nahrung und auch Getränke wie Tabak und Drogen können diese verstopfen oder im schlimmsten Fall schädigen. Wenn man sich lange Zeit ungesund ernährt hat, viel Fleisch gegessen, geraucht hat und Alkohol zu sich genommen hat, wird man bei Kundalini-Yoga erstmal durch eine ganze Menge Reinigungserfahrungen hindurchmüssen. Diesen kann man beschleunigen durch Reinigungsübungen, viel Trinken von reinem Wasser oder gelegentlichem Fasten.

- **Harte Drogen**

Wie z.B. Heroin und Kokain sind nicht nur hochgradig schädlich, sondern haben auch negative Konsequenzen. Im jetzigen Leben und auch nach dem Tod im Astralkörper oder in der Reinkarnation. Doch jeder Schaden ist behebbar.

- **Medikamente**

Dabei ist es gleich, ob sie verschreibungspflichtig oder frei verkäuflich sind, sie können Einwirkungen auf die Nadis und den Astralkörper haben. Aus diesem Grunde sollte man den Nutzfaktor genau abwägen. Wenn es möglich ist, sollten Krankheiten über eine gesunde Ernährung, Fasten und Yoga geheilt werden. Doch natürlich haben auch die Medikamente ihren Sinn.

- **Tamassige Sprache**

Unter einer Tamassigen Sprache versteht man die Verwendung von Schimpfworten. Auch diese, sowie verletzende Sprache kann Verstopfungen und Unreinheiten der Nadis hervorrufen.

••□**Verletzungen**
Gerade alte emotionale Verletzungen und auch Traumata haben Einfluss auf die Nadis und leben in uns als tiefe Blockaden weiter.

••□**Negative Gedanken**
Alle negativen Gedanken wie Hass, Zorn, Angst, Zweifel und auch Lüge können Unreinheiten erzeugen. Positive Gedanken wiederum bewirken oft das Gegenteil.

12.2 Nadis und die spirituelle Entwicklung

Wer nun denkt, dass die Nadis verstopft sind, weil man zu viele Fehler in seinem Leben mit falscher Ernährung, Gedanken, der Sprache und dergleichen oben aufgezähltes gemacht hat, der sei an dieser Stelle einmal beruhigt. Denn die meisten der Nadis sind verstopft / verschlossen, weil sie noch nie offen waren. Wir Menschen sind immer in der Entwicklung, wir stehen nie still. Wenn wir das menschliche Gehirn einmal betrachten, kann man dies hier sehr gut verdeutlichen. Genutzt haben wir es schon vor vielen Jahrtausenden und es hat genauso ausgesehen und funktioniert wie heute. Doch erst seit kurzem sind wir in der Lage immer mehr von ihm zu nutzen. Genauso ist beim Menschen ein großes, spirituelles Potenzial angelegt. Die Nadis müssen nun nach und nach geöffnet werden. Genauso wie der Mensch nach und nach lernt, das Gehirn immer mehr zu nutzen. Von den 72.000 bzw 350.000 Nadis sind gerade einmal 14, die als wichtig gelten. Wiederum von diesen 14 gibt es 3, die als besonders wichtig sind. Ida, Pingala und Sushumna.

12.3. Ida Nadi

Dieses Nadi beginnt im Muladhara-Chakra und verläuft links der

Wirbelsäule entlang. Dort geht es durch das Ajna-Chakra zwischen den Augenbrauen entlang, weiter durch das linke Nasenloch und endet dann in der Mulde des linken Nasenflügels unterhalb des Nasenbeins.

Wenn man es genauer betrachtet, fällt auf, dass Ida mehrfach den zentral gelegenen Nadi Sushumna kreuzt. Der Ida Nadi dominiert die linke Körperhälfte und die rechte Gehirnhälfte. Es hat eine weiße Farbe und bringt die weiße Mondenergie und auch kühle Kraft (Weibliche Energie) heran. Sie steht mit dem Fluss Gang in enger Verbindung.

Für die Entspannung ist die Mondenergie verantwortlich, die dem Parasympathikus gleichkommt. Diese steht für das „Yin“ im chinesischen und leitet Gefühl, Intuition, Kunst, Poesie, Annehmen, Verstehen und Ganzheitlichkeit.

12.4. Pingala Nadi

Dieses beginnt ebenfalls im Muladhara-Chakra und verläuft anders als das Ida Nadi rechts der Wirbelsäule entlang. Es geht ebenfalls durch das Ajna-Chakra zwischen den Augenbrauen entlang, weiter durch das rechte Nasenloch und endet auf der anderen Seite der Mulde wie das Ida Nadi. Hierbei kreuzt es ebenfalls mehrfach das Sunshumna. Es dominiert die rechte Körperhälfte und die linke Gehirnhälfte.

Es hat eine rote Farbe und steht für die Sonnenenergie. Dies ist im Gegensatz zu Mondenergie die männliche Energie, eine wärmende Kraft und steht mit dem Fluss Yamuna in Verbindung. Es kommt dem Sympathikus gleich und ist für die Aktivierung zuständig. Im chinesischen wird es als „Yang“ bezeichnet und leitet Vernunft, logisches Denken, Analyse, Durchsetzungsvermögen und Spezialisierung.

12.5. Sunshumna Nadi

Dies ist der Zentralkanal und verläuft entlang der Wirbelsäule. Dabei fällt auf, dass im Sunshumna alle 7 Hauptchakren verlaufen. Dies steht mit dem Fluss Saraswati in enger Verbindung.

Aufgebaut ist es in mehreren Schichten mit unterschiedlicher Dichte. Die äußere Schicht gilt als grobstofflich und träge und wird in Rot dargestellt. Das hängt damit zusammen, wenn die Energie hindurchfließt, wird sie recht heiß.

Symbolisch steht es dafür, dass durch Aktivität und Anstrengung die Trägheit überwunden werden muss. Die innerste Schicht nennt sich Vajra-Nadi, auch als Diamant Nadi beschrieben. Es ist aktiv und unruhig und aktiviert die geistigen Kräfte der verschiedenen Chakras.

Seine Farbe ist sonnenfarbend bis orangegelb dargestellt. Bei zu viel Energie kann es das Ego extrem wachsen lassen und der Machthunger schlägt heftig durch.

In mitten des Vajra-Nadi liegt das Chitra-Nadi und es hat Eigenschaften wie Reinheit, Freude und Erkenntnis. Seine Farbe ist weiß. In diesem Nadi liegt das letzte, das Brahma-Nadi und ist mit keiner Farbe nennbar. Es ist die höchste Einheit im Kosmos.

13. Chakren und die Blume des Lebens

Wer sich einmal mit den Chakren und allem anderen, was damit zusammenhängt, wird nicht umhin kommen, einmal von der Blume des Lebens zu hören. Sie ist die heilige Geometrie, die schon viel älter ist als die Menschheit selbst und für die Unendlichkeit und Harmonie steht.

Wenn man sie genauer betrachtet, wird einem auffallen, dass in der Blume des Lebens sieben ineinander verschlungene Kreise das Zentrum der Blume bilden. Es wird Genesis Muster genannt und wird als Grundmuster der Schöpfung angesehen. In ihm stecken zahlreiche, weitere Symbole. Man kann die verschiedenen Schnittpunkte durch Linien und Kreise untereinander verbinden und es entstehen viele unterschiedliche geometrische Figuren. Als Beispiel werden die fünf platonischen Körper aufgezählt. Diese gelten als die Grundbausteine des Universums: Oktaeder, Dodekaeder, Tetraeder, Ikosaeder und Heyaeder.

Zur Blume des Lebens gibt es auch ein männliches Pendant: Der Würfel des Metatron. Auch er entsteht aus den Verbindungen von Geraden mit den Kreisschnittpunkten. Ein drittes Symbol ergibt sich ebenfalls, der Kabbala Lebensbaum. Dieses entspricht dem indischen Chakra Modell. Die sieben Kreise bei dem Baum stehen für je ein Chakra.

Die Blume des Lebens ist schon viele Jahrtausende alt und steht für Schutz und Harmonie. Sie löst Blockaden und bringt die Lebensenergie wieder zum Fließen.

Sie ist das Symbol für kosmische Ordnung und das immer wiederkehrende Leben. Verwenden kann man dieses Symbol vielfältig.

Es sind 19 ineinander verschlungene Kreise und ist ein mächtiges Symbol. Aufgrund des Aussehens erinnert es an eine Blume. Sowohl der Satz Pythagoras entstand hieraus, wie auch die Quadratur des Kreises oder die Merkaba. Basierend auf dieser Tatsache wurde die Blume des Lebens auch mit der Heiligen Geometrie gleichgesetzt. Die ersten Aufzeichnungen der Blume sind über 5.000 Jahre alt und in einem Tempel in Mittelägypten zu finden. Ebenfalls sind Sichtungen in einem Kloster in Tibet gemacht worden.

14. Bedeutung der Chakren

14.1. Für den Körper

Für unsere körperliche und geistige Verfassung spielen die Chakren eine sehr wichtige Rolle. Das liegt daran, dass sie an den Ballungspunkten unseres vegetativen Nervensystems zu finden sind und von ihnen lebenswichtige Funktionen wie Atmung, Herzschlag und auch Stoffwechsel abhängig sind. Auch andere Organe und auch die Drüsen werden von den Chakren gesteuert.

Das Nervensystem unterscheidet man in zwei Bereiche. Einmal das sympathische und das andere parasympathische System. Das sympathische ist für die Leistung verantwortlich, das andere für die Erholung. Denn wir können nicht non stop auf Volldampf laufen. Sonst würden wir irgendwann einfach umfallen.

Die Chakren verteilen die Energie im Körper. So können sie auch die Körperfunktionen regulieren und auch die Funktionen beeinflussen. Eine Wissenschaftlerin in Los Angeles hat es geschafft nachzuweisen, dass die Lage der Chakren für die elektromagnetische Strahlung verantwortlich ist.

14.2. Seele und Geist

Ebenfalls konnte aus den traditionellen Überlieferungen überbracht werden, dass die Chakren auch wichtige Funktionen in der Spiritualität übernehmen. Yoga ist der Ansicht, dass jedes Lebewesen auf dieser Erde voll mit kosmische Energie ist. Die Chakren wandeln das Prana, die Lebensenergie, in die spirituelle Energie um. Somit ist es möglich, dass die Chakren sowohl unsere geistige, wie auch intellektuelle Funktion bestimmt und beeinflusst.

14.3. Die Chakren und deren Energiefluss

Eine der bekanntesten Energiequellen auf dieser Erde ist das Sonnenlicht. Ohne dies wäre das Leben auf der Erde gar nicht möglich. Im elektromagnetischen Bereich gibt es einige Strahlung der Sonne wie die Röntgenstrahlen bis hin zu den Radiowellen. Sichtbar sind jedoch nur die Sonnenstrahlen. Wird es jedoch von einem Prisma gebrochen, dann entstehen viele andere Farben, die ebenfalls Bestandteile des Sonnenlichtes sind. Jede dieser Farben hat seine eigene Wellenlänge und eine eigene Schwingungsfrequenz und sie alle haben ihre ganz eigene Wirkung auf den Menschen. Rot ist hierbei eine langwellige Farbe und ruft bei vielen Menschen eine Verbindung zur Wärme her, das kurzwellige Violett allerdings genau das Gegenteil. Das Auge nimmt die Farben und die damit verbundenen Informationen über den Sehnerv im Auge auf. Von da aus werden die Informationen ans Gehirn weitergetragen. Dort werden nun Reaktionen in unseren Drüsen und dem Hormonsystem ausgelöst. Diese erzeugen Stimmungen und auch Empfindungen und beeinflussen diese.

Wenn wir nun von den Energieformen des Lichtes ausgehen, dann wissen wir, dass diese nicht vom Auge aufgenommen werden, sondern über die Haut und unseren Atem. Von dort aus gelangen diese dann in den Körper.

Diese Energie ist auch in den verschiedenfarbigen Speisen, Düften oder Steinen und Klängen zu finden. Die Chakrenlehre ist der Meinung, dass all die aufgezählten Dinge ihre eigene Energie besitzen und diese über Schwingungen in ihren eigenen Frequenzen Informationen übermitteln. Die Chakren sind so zusagen die Eingangspforte zum menschlichen Körper. Jedes Chakra ist auf einem eigenen Energielevel unterwegs und kann „seine“ Energie bei der ganzen Sache herausfiltern und transformieren, um sie so auf jeder Ebene nutzen zu können.

15. Chakren und die heilenden Steine

Für die unterschiedlichen Chakren werden nicht nur unterschiedliche Farben, sondern auch verschiedene Steine, Edelsteine und auch Kristalle zugeordnet. Die Steine tauschen mit den Chakren Informationen aus und können in einer Therapie eingesetzt werden. Die Farbe der Steine sollte zu den Farben der Chakren passen.

Hier ein kurzer Überblick, welche Steine zu welchem Chakra passen:

Wurzelchakra – z.B. Granat und Rubin

Sakralchakra – z.B. Achat oder Karneol

Solarplexuschakra – z.B. Citrin

Herzchakra – z.B. grüner Jade oder Aventurin

Halschakra – z.B. blauer Topas, Türkis oder Aquamarin

Stirnchakra – z.B. Saphir oder Lapislazuli

Kronenchakra – z.B. Amethysten

Diese Steine und deren Farben sind allerdings keine Regel, denn die Energieflüsse der Chakren sind so komplex und durch das Einbeziehen der Nebenchakren im Heilungsprozess kann es gut sein, dass die Farben sich auch einmal untypisch ändern. Die Steine werden hierbei entweder aufgelegt oder an einer Kette getragen.

16. Symbole der Chakren – die Blütenblätter der Lotosblume

Ein jedes Chakra hat ein eigenes Symbol und alle 7 Hauptchakras werden durch den Lotos dargestellt. Der einzige Unterschied besteht darin, dass die Blätter variierend aufsteigend sind vom Wurzelchakra. Es wird mit einem vierblättrigen Lotos dargestellt. Das Kronenchakra wiederum wird mit einem tausendblättrigen Lotos beschrieben.

Die Blütenblätter geben hierbei an, wie viele Energiekanäle eines jedes Chakra besitzt.

Doch warum gerade eine Lotosblume? Diese Pflanze gilt in Asien als kräftige Wasserpflanze, ähnlich eines Unkrautes. Die Blätter sind wasserabweisend und die Pflanze macht somit immer einen unversehrten, unberührten Eindruck. Durch diese Eigenschaften erlangte der Lotos in Asien ein Symbol von Erleuchtung und Schöpferkraft. Im Buddhismus gilt die Pflanze als eine der acht Kostbarkeiten, hierzu zählen auch verschiedene Glückssymbole. Die Chakren sind der Lotosblume nicht unüblich. Auch diese können sich öffnen und schließen und sie sind rund.

17. Rund um die Chakren

17.1. Chakra Steine im Raum aufstellen

Dass die Heilsteine ihren Sinn haben, haben wir ja bereits erfahren. Jedoch gibt es auch größere Heilsteine und Kristalle und diese können ihren festen Platz im Raum finden. Sie haben eine positive Wirkung auf die Energie in diesem Raum. Dabei gibt es keinen Lageplan für den richtigen Platz, diesen sollten wir rein nach dem Gefühl aussuchen. Wenn wir uns entscheiden, die Chakra Steine im Schlaf- oder Ruheraum aufzustellen, dann sollten wir genau beobachten, ob sich diese Steine positiv oder negativ auf unseren Schlaf auswirken. Denn einige Steine sind so stark, dass sie unseren Schlaf sehr empfindlich stören können. Gute Heilsteine sind hier zum Beispiel Orgoniten.

17.2. Edelsteinwasser herstellen

Eine sehr gute Möglichkeit, Energie zu gewinnen ist das Trinken von Edelsteinwasser. Um ein solches Wasser oder Getränk her zu stellen, können die Heilsteine einfach ins Getränk hinzugegeben werden oder in dessen Nähe gelegt werden, so kann die Energie an das Wasser abgegeben werden und das Getränk ist voller neuer und frischer Energie. Wenn die Steine direkt im Wasser liegen, haben sie eine enorm hohe Wirkung.

17.3. Chakra Steine am Körper tragen

Energiearbeit kann auch mit Hilfe von Chakra Steinen, die am Körper getragen werden, erreicht werden. Die Heilsteine, die hier passend sind, werden dazu in einem Armband, in den Anhänger einer Kette oder als Schmuckstein in einem Ring zu finden sein.

Wer das nicht möchte, kann auch einen Stein in der Hosen- oder Hemdtasche platzieren. Die Steine helfen dabei, den Stress in Alltagssituationen abzubauen oder sie laden zum Spielen ein.

17.4. Auflegen von Heilsteinen

Um die heilenden Schwingungen der Steine zu genießen, sollten die Steine auf bestimmte Chakren gelegt werden. Sie sollten eine wohltuende Oberfläche, Form und Größe haben. Auch eignen sich hierzu kleine Orgonit Pyramiden.

Es eignet sich sowohl Vorder- wie auch die Rückseite des menschlichen Körpers, auch wenn die Chakren auf bestimmten Körperhöhen sind und erstrecken sich dort auf beide Körperseiten gleich. Wenn die Steine auf nackter Haut aufgelegt werden, haben sie den größten Nutzen.

Schlusswort

Unser menschlicher Körper besteht aus so vielen Schichten und all seine Funktionen sind miteinander verknüpft. Funktioniert eine nicht so, wie es soll, dann gehen wir auf Ursachen Forschung. Die heutige Zeit macht es uns sehr einfach, wir gehen einfach zum Arzt. Doch einiges würde sich beheben lassen, wenn wir uns mit unserem Körper und den Zusammenhängen beschäftigen würden. Wie wir gesehen haben, ist es sinnvoll, sich mit den vielen Ebenen unseres Körpers auseinander zu setzen.

Hier möchte keiner davon abraten oder jemanden verurteilen, der einen Arzt aufsucht! Jedoch kann es nicht schaden, sich auch mit den vielen Schichten unseres Körpers zu beschäftigen und ihn zu verstehen. Wir fühlen uns sehr oft unwohl und wissen nicht warum. Es kann keine Ursache gefunden werden.

Die Chakren sind ein sehr weitreichendes Thema, bei dem es sich wirklich lohnt, sich damit auseinander zu setzen und es zu verstehen. Alles in unserer Welt und unserem Kosmos steht im Zusammenhang. All die unterschiedlichen Energiefelder sollten zusammenleben und arbeiten können. Dann ist der Energiefluss wiederhergestellt.

China, Tibet und Indien haben schon vor vielen tausend Jahren die Zusammenhänge zwischen Körper und Seele entdeckt. Auch heute sind diese Lehren noch übertragbar auf unser Leben. Warum sollten wir das Jahrtausend alte Wissen nicht nutzen?

Impressum

Henning Meinke

Wenckeweg 9

27404 Zeven

henning.meinke@outlook.de

Haftungsausschluss

Der Inhalt dieses eBooks wurde mit großer Sorgfalt geprüft und erstellt. Für die Vollständigkeit, Richtigkeit und Aktualität der Inhalte kann jedoch keine Garantie oder Gewähr übernommen werden. Der Inhalt dieses eBooks repräsentieren die persönliche Erfahrung und Meinung des Autors und dient nur dem Unterhaltungszweck. Der Inhalt sollte nicht mit medizinischer Hilfe verwechselt werden. Es wird keine juristische Verantwortung oder Haftung für Schäden übernommen, die durch kontraproduktive Ausübung oder durch Fehler des Lesers entstehen. Es kann auch keine Garantie für Erfolg übernommen werden. Der Autor übernimmt daher keine Verantwortung für das Nicht-Erreichen der im Buch beschriebenen Ziele. Dieses eBook enthält Links zu anderen Webseiten. Auf den Inhalt dieser Webseiten haben wir keinen Einfluss. Deshalb kann auf diesen Inhalt auch keine Gewähr übernommen werden. Die verlinkten Seiten wurden zum Zeitpunkt der Verlinkung auf mögliche Rechtsverstöße überprüft. Für die Inhalte der verlinkten Seiten ist aber der jeweilige Anbieter oder Betreiber der Seiten verantwortlich. Rechtswidrige Inhalte konnten zum Zeitpunkt der Verlinkung nicht festgestellt werden.

31552841R00045

Printed in Poland
by Amazon Fulfillment
Poland Sp. z o.o., Wrocław